BEI GRIN MACHT SICH IHR WISSEN BEZAHLT

AF144282

- Wir veröffentlichen Ihre Hausarbeit,
  Bachelor- und Masterarbeit

- Ihr eigenes eBook und Buch -
  weltweit in allen wichtigen Shops

- Verdienen Sie an jedem Verkauf

Jetzt bei www.GRIN.com hochladen und kostenlos publizieren

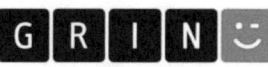

Cannabis als Arzneimittel in der Krebstherapie. Forschungsstand und mögliche Effekte

Christian Knipp

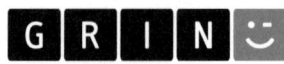

Bibliografische Information der Deutschen Nationalbibliothek:

Die Deutsche Nationalbibliothek verzeichnet diese Publikation in der Deutschen Nationalbibliografie; detaillierte bibliografische Daten sind im Internet über http://dnb.d-nb.de abrufbar.

ISBN: 9783346278647
Dieses Buch ist auch als E-Book erhältlich.

© GRIN Publishing GmbH
Nymphenburger Straße 86
80636 München

Druck und Bindung: Books on Demand GmbH, Norderstedt Germany
Gedruckt auf säurefreiem Papier aus verantwortungsvollen Quellen

Das Buch bei GRIN: https://www.grin.com/document/942976

Cannabis als Arzneimittel - Aktueller Forschungsstand –

mögliche Effekte im Hinblick auf die Krebstherapie (CINV)

Studiengang: Gesundheits- & Pflegemanagement (WiSe 2019/2020)

Inhaltsverzeichnis

Einleitung:

Noch vor ein paar Jahren galt Cannabis, bzw. das Konsumieren der Cannabispflanze als Einstiegsdroge, doch in den letzten Jahrzehnten hat sich die Sicht, auf die vermeintliche Droge Cannabis und den darin enthalten Wirkstoff THC / CBD gewandelt. Die Legalisierung von Cannabis in Deutschland scheint greifbar nah. Und auch das Interesse in der Medizin ist seit den letzten Jahrzehnten in Hinblick auf die Behandlung von verschiedenen Krankheiten, z.b. Schmerzen, Angstzuständen und Übelkeit, Erbrechen bei der Chemotherapie, immer wieder präsent in der Politik, als auch in den Medien vertreten, welches die Aktualität und Relevanz ganz klar deutlich macht. In meiner Hausarbeit möchte ich mich daher mit der Thematik - Cannabis als Arzneimittel und nachfolgender Fragestellung auseinandersetzen:

Ist Cannabis eine Alternativbehandlungsmöglichkeit, im Hinblick auf die konventionelle Krebstherapie (CINV) und kann ein Effekt bei der Behandlung von Krebspatienten*innen auf Grund wissenschaftlichen Studien erzielt werden.

1. Cannabis: Die Pflanze, Historik

Cannabis ist eine Pflanze, welche es seit Urzeiten gibt. Es wurde viele Jahre als Nutzpflanze angesehen. Das Wort "Cannabis" ist der lateinische Name für den deutschen Begriff Hanf. Cannabis wird lediglich im wissenschaftlichen und medizinischen Kontext als Begriff verwendet. Andere Namen / Synonyme sind: Marihuana, Haschisch, Sativa oder Ruderalis (vgl. Plenert, Stöver 2019 - S. 18).

In der Vergangenheit galt Sie als Rausch- & Genussmittel, sowie als Heilpflanze. Der heutige Cannabis ist das Ergebnis einer Domestizierung, das heißt die Züchtung durch den Menschen. Das gewonnene Produkt, welches die Menschen daran interessiert ist nicht nur die Faser, sondern auch das Aroma, die pharmakologische und berauschende Wirkung (ebd., S. 18). Heutzutage sind der Gebrauch und Genuss, von Cannabis umstritten und sorgen für viel Diskussion in der Gesellschaft und auch in der Gesundheitspolitik.

1.2 Botanik, Systematik: Indica vs. Sativa

Die Ursprünge des Hanfs sind in Asien zu finden. Es gibt männliche und weibliche Pflanzen, selten auch Zwitter-Pflanzen. Nur die weiblichen Pflanzen liefern die Blüten, welche zur Gewinnung des nutzbaren Hanfs, nötig sind. Man unterscheidet dabei in drei Arten von

Cannabis. Das Cannabis Sativa = gewöhnlicher, "echter" Hanf. Das Cannabis Sativa = indischer Hanf und Cannabis Ruderalis = verwilderter Hanf. Heutzutage sind die unzähligen Sorten relevant, welche von den verschiedenen Arten abstammen (vgl. Plenert, Stöver 2019, S.19 - 20).

2. Cannabis als Genussmittel?

Die Bezeichnung als "Genussmittel" ist gesetzlich nicht genauer definiert. Man versteht in Deutschland eher unter diesem Kontext die Bezeichnung verschiedener Nahrungsmittel, wie z.b. in Schokolade, Kaffee, Tee alkoholische Getränke & Tabak. Cannabis ist daher in Deutschland kein Genussmittel, sondern eine Droge (vgl. Cremer-Schaeffer 2017, S. 39).

2.1 Erwünschte Wirkungen – positive Effekte

Personen, die Cannabis als Genussmittel konsumieren, möchten die positiven Wirkungen des Konsums, erleben. Dazu gehören die Gelassenheit und Entspannung der Gedanken und des Körpers, welche oft mit euphorischen Gefühlen begleitet werden. Aber auch eine veränderte Wahrnehmung – welches dafür sorgt, dass gehörtes und gesehenes intensiver wahrgenommen wird. Weitere erwünschte Wirkungen sind, ein erweitertes, freies Denken, welcher für einen Anstieg des Mitteilungsbedürfnisses, sorgt (ebd., S.39).

2.2 Unerwünschte Wirkungen, Nebenwirkungen

Neben den positiven Wirkungen gibt es auch im Hinblick auf den Umgang als Genussmittel auch unerwünschte Wirkungen beim Konsumenten. Häufig sind davon Erstkonsumenten, mit wenig Erfahrung im Umgang, betroffen. Eine Überdosierung ist eine Ursache Möglichkeit, welche zu folgenden Wirkungen führen kann: Positiv erlebte Euphorie kann in Panik und Angstzustände umschlagen, welche sich bis hin zu Verfolgungswahn steigern kann. Auch im Hinblick auf Merkfähigkeit und Erinnerung können Beeinträchtigungen auftauchen. Gedanken und Kommunikation ist nicht oder nur eingeschränkt möglich. Körperliche Symptome können sich unter anderem mit Herzrasen, Anstieg des Blutdrucks, Übelkeit und Erbrechen, äußern. Auch ein Kreislaufkollaps ist dabei möglich (vgl. Cremer-Schaeffer 2017, S.40).

Auch das sogenannte "Setting" – sprich der Ort, die Umgebung, die emotionale und psychische Verfassung / Stimmungs- & Gefühlslage und die Personen, mit denen der

Konsum stattfindet, können einen Einfluss auf die Wirkung beim Konsumenten haben. Die oben beschriebenen Faktoren sind ein wichtiger Einflussfaktor beim Erleben während des Cannabisrausches (ebd., S. 40).

2.3 Folgeschäden durch Konsum?

Gültige, valide Aussagen zu langfristigen Gesundheitsschäden, durch den Cannabiskonsum, sind nicht möglich. Die Dosis, sprich die Häufigkeit, die Anwendungsart und die Beschaffenheit des Stoffs sind abhängig von dem Einfluss auf unsere Gesundheit, dies ist nicht anders wie bei anderen Genussmitteln, z.B. Kaffee, Tabak oder Alkohol oder Zucker. Dennoch ist Cannabis nicht unbedenklich, für den Einfluss auf unsere Gesundheit. Geraucht führt der Cannabiskonsum zu Schädigungen der Lunge & Atemwege. Auch gibt es Hinweise darauf, dass regelmäßiger Cannabiskonsum, Einfluss auf unsere Denk-, Gedächtnisleistung und Konzentrationsfähigkeit hat. Auf der psychischen Ebene steigt, durch den Cannabiskonsum das Risiko an einer Psychose, Schizophrenie oder Depression zu erkranken. Als besonders gefährdet gelten Kinder und Jugendliche, da bei Ihnen die Hirnentwicklung noch nicht komplett abgeschlossen ist (vgl. Cremer – Schaeffer 2017, S. 40 – 41).

2.4 Abhängigkeit durch den Konsum?

Durch einen regelmäßigen Konsum von Cannabis kann es zu einer Gewöhnung bis hin zu einer Abhängigkeit kommen. Die Medizin hat einen Diagnoseschlüssel, zur Klassifizierung von Abhängigkeit (z.B. ICD – 10) festgelegt. Wenn mindestens drei Kriterien, der festgelegten Faktoren, zur Bestimmung zutreffen, wird von einer "Abhängigkeit" gesprochen. Eine körperliche Abhängigkeit von Cannabis ist selten, jedoch gibt es wissenschaftliche Belege über eine psychische Abhängigkeit (vgl. Cremer -Schaeffer 2017, S. 42 – 43).

3. Cannabis als Arzneimittel – kurzer Historie Überblick

Die Verwendung als Arzneimittel ist in einem chinesischen Arzneibuch, von 2700 v. Chr. und durch Textsammlungen, von 1550 v. Chr. des Hinduismus, dokumentiert. Hanfpflanzen wurden im Jahr 1099, von Kreuzrittern, nach Europa gebracht. Es wurde Teil der Medizin und eine Alternative zu Opium. Indikationen damals – Schmerzen, Depressionen,

Psychosen, aber auch als Aphrodisiakum. Im Jahr 1929 wurde Cannabis, vom deutschen Reichstag, durch ein geändertes Opiumgesetz, verboten. In Apotheken war es jedoch noch verfügbar, nahm aber in der Bedeutung als Arzneimittel ab. Seit 10.03.2017 können Ärzte in Deutschland wieder cannabishaltige Arzneimittel verschreiben. Dies wurde im deutschen Bundestag beschlossen und alle Fraktionen stimmten der Gesetzesänderung zu. (vgl. Hoch, Friemel, Schneider 2019, S.26).

3.1 Inhaltsstoffe der weiblichen Cannabispflanze

Seit den 1960ern beschäftigt sich die Wissenschaft, mit der Untersuchung der Inhaltsstoffe, der weiblichen Hanfpflanze. Die Hanfpflanze besitzt ca. 100 Phytocannabinoide. Am meisten wurde das Tetrahydrocannabinol kurz THC untersucht. Dies wurde 1964 von Dr. Mechoulam, der Hebräischen Universität in Jerusalem als charakterisierende psychoaktive Substanz aus der Pflanze isoliert und seine chemische Struktur ausgeklärt. Das THC hat schmerzstillende, übelkeitslindernde, appetitanregende, muskelentspannende und psychotrope Wirkungen. Im Jahr 1976 wurde eine weitere Wirkkomponente des Cannabis, das Cannabidiol kurz CBD, synthetisch hergestellt (vgl. Hoch, Friemel, Schneider 2019, S. 27). CBD hat im Gegensatz zum THC nur geringe schmerzstillende, antientzündliche, angstlösende und antipsychotische Wirkungspotenz (vgl. Lander et al. 1976).

4. Gesetzliche Grundlage: "Cannabis als Medizin"

Im März 2017 wurde vom deutschen Bundestag das Gesetz, zum Einsatz von Cannabis, als Therapiealternative, bei schweren Erkrankungen und die palliative Versorgung beschlossen. Der behandelnde Arzt ist dabei verpflichtet darauf zu achten, dass durch den Einsatz von Cannabis, ein Effekt / bzw. die Linderung der Symptome, eintritt. Einsatzgebiete dafür sind, die Schmerztherapie, bei chronischen Erkrankungen, sowie Appetitlosigkeit und Übelkeit (vgl. BMG 2017 - Gesetz "Cannabis als Medizin", Online unter: https://www.bundesgesundheitsministerium.de/ministerium/meldungen/2017/januar/canna bis-als-medizin.html).

Die Cannabisarzneimittel sind weiterhin im Betäubungsmittelgesetz zu finden und unterliegen deren gesetzlichen Vorschriften und Richtlinien (vgl. Plenert, Stöver 2019, S. 110).

Eine Kostenübernahme, der cannabishaltigen Arzneimittel, ist durch die gesetzlichen Krankenkassen möglich. Die Regelungen dazu finden sich im fünften

Sozialgesetzbuch (SGB V). Das staatliche Instrument zur Überwachung für den kontrollierten Anbau in Deutschland ist das Bundesinstitut für Arzneimittel und Medizinprodukte (BfArM) (ebd. BMG 2017 – Gesetz "Cannabis als Medizin"). Zu erwähnen in diesem Zusammenhang ist jedoch, dass die Kosten für reines CBD, nicht von den gesetzlichen Krankenkassen übernommen werden (vgl. ebd., S. 61).

5. Kurze Übersicht: Medikamente

Es können neben Blüten, standardisierte Extrakte, aus mehreren Sorten, vom behandelnden Arzt verschrieben werden. Das zusammenmischen der Sorten geschieht dabei durch den Apotheker. Verschiedene Kombinationen aus CBD und THC können dabei vermischt werden (vgl. Plenert, Stöver 2019, S. 61).

Die am häufigsten, verschriebenen Fertigarzneimittelpräperate sind:

- Naxibimol (Sativex ©) - als Spray, THC & CBD
- Nabilon (Canemes ©) - Tablette
- In den USA: Dronabinol (Marinol ©) - Tablette, nur THC

(vgl. Plenert, Stöver 2019, S. 62).

5.1 Gründe für den Einsatz, von aktiven Cannabisnutzer*innen

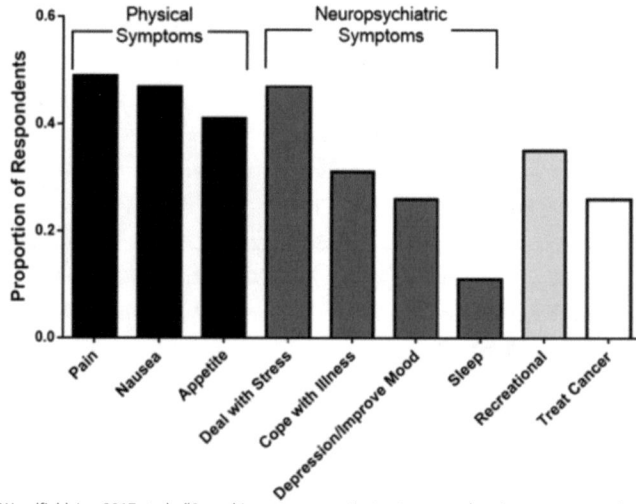

N = 219

Abbildung 1: Pergam, Woodfield, Lee 2017 et al. -"Cannabis use among patients at a comprehensive cancer center in a state with legalized medicinal and recreational use"

In dem Balkendiagramm, aus der wissenschaftlichen Studie der Seattle Cancer Care Alliance - "*Cannabis use among patients at a comprehensive cancer center in a state with legalized medicinal and recreational use*" - (Abb.1) lässt sich der Anteil der Befragten ablesen, aus welchen Gründen, Cannabis genutzt wird. Insgesamt wurden in der Studie 219 Personen befragt, welche aktiv Cannabis nutzen. Bei den physikalischen Symptomen zeigt sich, dass der größte Anteil der Befragten, Cannabis zur Behandlung bei Schmerzen nutzt (165 Personen). In Zusammenhang mit der Krebstherapie ist abzulesen, dass bei Übelkeit und Appetitlosigkeit, Cannabis bei den Befragten, verwendet wird. Im Hinblick auf die neuropsychiatrischen Symptome ist zu sehen, dass Cannabis auch von Personen, bei der Krebstherapie eingesetzt wird. Hierbei gaben 58 Personen an Cannabis, bei der Krebstherapie zu verwenden (vgl. Pergam, Woodfield, Lee 2017 et. al. - Cannabis use among patients at a comprehensive cancer center in a state with legalized medicinal and recreational use., Cancer 2017, DOI: 10.1002/cncr.30879, Online verfügbar, unter: https://acsjournals.onlinelibrary.wiley.com/doi/abs/10.1002/cncr.30879).

5.2 Therapieeinsatz bei Krebspatienten*innen

Medizinische Cannabinoide werden in der Krebstherapie zur Behandlung von Übelkeit und Erbrechen, durch die zytostatische Chemotherapie (CINV), eingesetzt und erforscht. Die Frage des Einsatzes von Cannabinoiden ist dabei, ob eine Verabreichung prophylaktisch oder als Alternativtherapie, erfolgen soll, wenn die konservative Therapie, bei der Behandlung von Übelkeit und Erbrechen, keine Wirkung zeigt. Aktuell ist eine Behandlung mit herkömmlichen Antiemetika (Medikamente gegen Erbrechen u. Übelkeit) zwar erfolgreich, jedoch nicht bei jedem Krebspatienten*innen wirkungsvoll. Daher besteht ein Forschungsinteresse bei der Anwendung und Wirkung von Cannabidiol. Eine Wirkung von Cannabis, in Bezug auf Übelkeit und Erbrechen, durch die Chemotherapie, ist schon 1970 in klinischen Studien untersucht worden (vgl. Hoch, Friemel, Schneider 2019, S. 306). So konnten Untersuchungen an Versuchstieren eine Wirkung, durch Dronabinol (Antiemetika) bei der CINV feststellen (vgl. Parker, Rock 2011).

5.3 Exkurs: Krebs in Deutschland – aktuelle Zahlen, Daten, Sterberate

Altersstandardisierte Erkrankungs- und Sterberaten nach Geschlecht, ICD-10 C00 – C97 ohne C44, Deutschland 1999 – 2016/2017
Prognose (Inzidenz) bis 2020
je 100.000 (alter Europastandard)

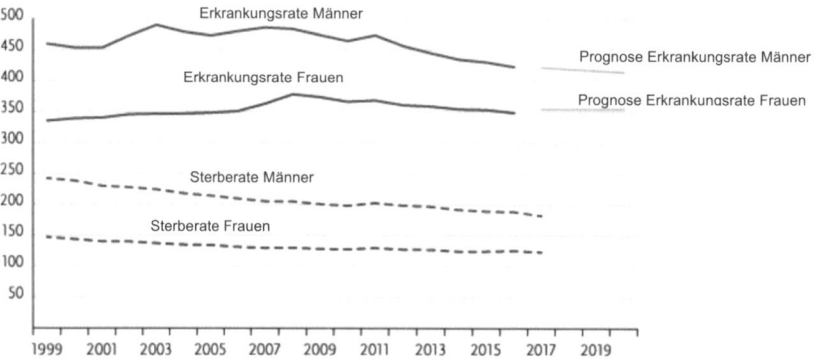

Abbildung 2 Zentrum für Krebsregisterdaten im Robert Koch Institut, Berlin 2019

Laut aktuellen Zahlen des deutschen Krebsregister erkrankten im Jahr 2016 ca. 492.000 Menschen neu an Krebs. Auf den ersten Blick ist das ein Anstieg der Krebspatienten*innen, im Vergleich zum Jahr 1970. Die Ursache dafür liegt jedoch an der steigenden Lebenserwartung und einem Rückgang von Krankheiten, welche früher als lebensbedrohlich galten. Der Vergleich zeigt z.B., dass die Neuerkrankungen von Männern in den letzten 10 Jahren weniger geworden, bei Frauen ist nur ein leichter Rückgang abzulesen. Ein Anstieg an Lungenkrebs zu erkranken ist bei Frauen seit 1980 jedoch gestiegen (vgl. Krebsinformationsdienst, Deutsches Krebsforschungszentrum 2019 – Online verfügbar, unter: www.krebsinformationsdienst.de/tumorarten/grundlagen/krebsstatistiken.php).

Im Jahr 2017 betrug die Sterberate bei Krebs insgesamt 226.680 Menschen. Die häufigste Ursache bei Männern ist Lungenkrebs. Circa 54.000 Männer starben an dieser Tumorform. Frauen erkranken jedoch im Vergleich zu Männern seltener an Lungenkrebs. Am häufigsten Sterben Frauen an Brustkrebs (ebd. Krebsinformationsdienst, Deutsches Krebsforschungszentrum 2019).

6. Ergebnisteil: Cannabisarzneimittel bei Übelkeit und Erbrechen durch CINV bei Krebspatienten*innen?

In meiner Hausarbeit habe ich mich hauptsächlich mit den Reviews zur Thematik "Cannabis und antiemetische Begleitbehandlung, bei zytostatischer Chemotherapie auseinandergesetzt. Die Reviews von Tafelski et al. (2016) und von Whiting et al. (2015).

6.1 Review: Tafelski et al. (2016)

Die Arbeit von Tafelski et al., überprüft sechs systematische Reviews und Metaanalysen zur Wirksamkeit bei der CINV. Die Reviews sind aus den Jahren von 2001 bis 2015. Insgesamt wurden 43 randomisiert-kontrollierte Studien (RCTs) analysiert und methodisch bewertet. Eine Gesamtstichprobenbildung konnte aufgrund fehlender Daten nicht erhoben werden (vgl. Hoch, Friemel, Schneider 2019, S. 310).

6.2 Ergebnisse durch Tafelski et al. (2016)

In vier Reviews wurde eine Wirkung von Cannabinoiden, bei der Behandlung von CINV, festgestellt. Es wurde von signifikanten Verbesserungen in zwei Analysen berichtet (Smith et al. 2015; Tramer et al. 2001, Whiting et al. 2015), in einer dritten Arbeit gab es jedoch keinen Therapievorteil (Machado Rocha et al. 2008). Besonders hervorzuheben ist speziell das Medikamentenwirkstoff Dronabinol, welcher signifikante Symptomreduktionen, in zwei Analysen herbeigeführt hat. Die Wirksamkeit von Dronabinol, bei der Behandlung von Übelkeit und Erbrechen bei der CINV - Therapie. Lehnten Tafelski et al. jedoch ab, durch die Analyse der untersuchten Reviews. Auch kam es bei vier von den sechs Reviews zu erhöhten Nebenwirkungen, durch den Einsatz von Cannabinoiden. Häufigste Nebenwirkungen waren Kopfschmerzen, Müdigkeit, Benommenheit, neben psychoaktiven Reaktionen. Dies fiel unter Einbezug, einer Placebo Gruppe auf. Zwar lässt sich auch bei der Bewertung durch Tafelski et al. eine Symptomreduktion feststellen, jedoch seien die Nebenwirkungen zu hoch, welches den Einsatz bedenklicher erscheinen lässt (vgl. Hoch, Friemel, Schneider 2019, S. 312-313).

6.3 Review: Whiting et al. (2015)

Das Review von Whiting et al. (2015) gibt einen guten Überblick, über die Wirksamkeit, von medizinischem Cannabis, beim Einsatz innerhalb der Chemotherapie, in Bezug auf Übelkeit und Erbrechen. Zum Nachweis wurden 28 randomisiert-kontrollierte Studien herangezogen (RCTs), davon 37 Berichte,1772 Patienten*innen. Jedoch sind davon 25 der 28 Studien, älter als 25 Jahre. Durch die nicht vorhandene Aktualität, der vorliegenden Untersuchungen besteht das Risiko von "Verzerrungen" (BIAS) bei der Bewertung & Relevanz der Qualität. 23 davon werden in einem hohen Risikobereich für BIAS eingestuft und fünf als "unklar" deklariert. Nur 3 RCTs wurden in den letzten 10 Jahren durchgeführt. Die Stichprobengröße beträgt dabei 102 Patienten*innen. (vgl. Friemel, Storr, Häuser et. Al, S. 314).

6.4 Ergebnisse durch Whiting et al (2015)

In allen 28 analysierten Studien, lassen sich Hinweise dafür finden, dass es zu einer Verbesserung und Linderung der Symptome, durch den Einsatz von Cannabishaltigen Arzneimitteln gekommen ist.

Eine weitere von Whiting et al. (2015) untersuchte Studie ist die - "Efficacy of dronabinol alone and in combination with ondansetron versus ondansetron alone for delayed chemotherapy-induced nausea and vomiting". Die Studie mit 64 Patienten, bestätigt die Wirksamkeit des Cannabisarzneimittel Dronabinol, in Hinblick auf die Behandlung von Übelkeit und Erbrechen, bei der CINV - Therapie. Das Ziel der Studie war es die Wirksamkeit und Verträglichkeit von Dronabinol und Ondansetron (Arzneimittel gegen Übelkeit) in der Kombination, bei CINV zu untersuchen. Dies wurde anhand einer 5 - tägigen Studie untersucht. Die eingesetzten Medikamente Dronabinol oder Ondansetron waren für die Behandlung von CINV ähnlich wirksam. Die Kombinationstherapie mit Dronabinol und Ondansetron war nicht wirksamer als beide Wirkstoffe allein. Die Behandlung wurde dabei gut von den untersuchten Personen vertragen (vgl. Meiri et al. 2007).

7. Diskussion

Bezugnehmend zu den aktuellen Krebsregisterdaten und Statistiken von Menschen, die jedes Jahr, neu an Krebs erkranken an, ist eine Forschung zur Symptome Behandlung, sowie kompletten Heilung, in jedem Fall weiterhin ein wichtiger Faktor in der Krebsforschung. Einen validen, aktuellen und wissenschaftlichen Wirksamkeitsnachweis zur Thematik von Cannabis, als Arzneimittel, bei der Behandlung von Übelkeit und Erbrechen, infolge der CINV - Therapie, gibt es bisher nicht und Bedarf weiterer Forschung. Jedoch gibt es immer wieder Kennzeichen, in den von mir vorgestellten, untersuchten Reviews darauf, dass durch den Einsatz von Cannabisarzneimittel, bei vielen Krebspatienten*innen, ein positiver Effekt auf die Linderung der Symptome, z.b. chronische Schmerzen, Appetitlosigkeit, Übelkeit und Erbrechen bei der CINV, eingetreten ist. Ob die Wirkung von Cannabis bei Krebspatienten*innen, subjektiv oder objektiv einen positiven Effekt auf die Symptome bewirkt ist weiterhin fragwürdig. Weiterhin besteht meiner Meinung nach ein weiterer Forschungsbedarf zu dieser Thematik, da viele der untersuchten Studien älter als 25 Jahre sind, welche sich mit den heutigen Therapieformen bei der CINV schwer vergleichen lassen. In Bezug dazu, wäre es auch sinnvoll Langzeitstudien durchzuführen, welche neue Erkenntnisse liefern könnte. Auch die in den beschriebenen Studien aufgetretenen Nebenwirkungen, durch die Cannabisarzneimittel, wie z.b. Kopfschmerzen, Schwindel, Müdigkeit und psychoaktive Reaktionen, sollten bei der Anwendung beachtet werden. In jedem Fall sind Cannabisarzneimittel, eine Alternativmöglichkeit zur konservativen CINV – Therapie, bei Krebspatienten*innen und können in individuellen Patientenfällen, zur Genesung und Linderung der Begleitsymptome, durch die Krebstherapie, beitragen.

Literaturverzeichnis:

Bundesministerium für Gesundheit (BMG) 2017 – Meldungen, online verfügbar unter: https://www.bundesgesundheitsministerium.de/ministerium/meldungen/2017/januar/canna bis-als-medizin.html - Letzter Zugriff: 18.02.2020

Cremer – Schaeffer, P. (2017): Cannabis - Was man weiß, was an wissen sollte. Hirzel Verlag Stuttgart

Hoch, Friemel, Schneider (Hrsg.) - Cannabis – Potenzial und Risiko – Eine wissenschaftliche Bestandaufnahme, online verfügbar unter: https://www.bundesgesundheitsministerium.de/fileadmin/Dateien/5_Publikationen/Drogen _und_Sucht/Berichte/Hoch_et_al_Cannabis_Potential_u_Risiko_SS.pdf – letzter Zugriff: 20.02.2020

Krebsinformationsdienst, Deutsches Krebsforschungszentrum 2019 – Online verfügbar, unter: www.krebsinformationsdienst.de/tumorarten/grundlagen/krebsstatistiken.php – Letzer Zugriff: 21.02.2020

Meiri, E., et al. (2017) - Efficacy of dronabinol alone and in combination with ondansetron versus ondansetron alone for delayed chemotherapy-induced nausea and vomiting. Online verfügbar unter: https://www.tandfonline.com/doi/abs/10.1185/030079907X167525 – Letzter Zugriff: 21.02.2020

Pergam, S. (2017) et al. - Cannabis use among patients at a comprehensive cancer center in a state with legalized medicinal and creational use. Online verfügbar, unter: https://www.ncbi.nlm.nih.gov/pmc/articles/PMC5698756/ - Letzter Zugriff: 21.02.2020

Plenert, M.; Stöver, H. (2019) – Cannabis als Medizin – Praxis-Ratgeber für Patienten, Ärzte und Angehörige, Fachhochschulverlag Roßdorf

Robert Koch Institut (2019) - online verfügbar unter: https://www.krebsdaten.de/Krebs/DE/Content/Krebsarten/Krebs_gesamt/krebs_gesamt_n ode.html – letzter Zugriff: 21.02.2020